AF586190

MÉDECINE ADMINISTRATIVE.

DE LA

VÉRIFICATION DES DÉCÈS

DANS LA VILLE DE PARIS.

NÉCESSITÉ D'ÉTENDRE CETTE MESURE

A TOUTES LES VILLES ET COMMUNES DE FRANCE.

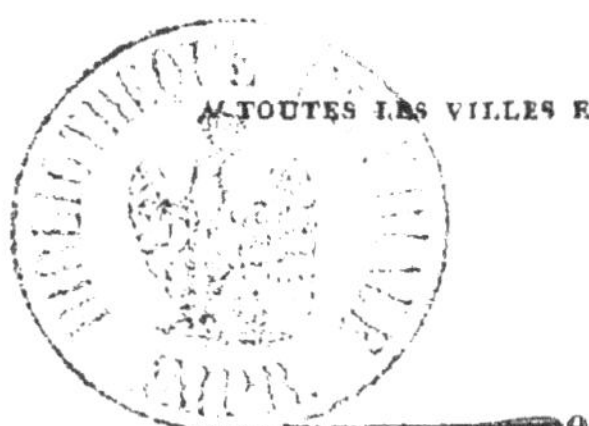

PARIS.

J.-B. BAILLIÈRE,

LIBRAIRE DE L'ACADÉMIE ROYALE DE MÉDECINE,

RUE DE L'ÉCOLE DE MÉDECINE, N° 17.

A Londres, chez H. Baillière, 219, Regent-Street.

1843.

EXTRAIT
DES ANNALES D'HYGIÈNE PUBLIQUE
ET DE MÉDECINE LÉGALE.
(TOME XXX, 1re PARTIE.)

Ce journal, rédigé par MM. Adelon, Andral, Chevallier, D'Arcet, Devergie, Gaultier de Claubry, Guérard, Keraudren, Leuret, Ollivier (d'Angers), Orfila, A. Trébuchet, Villermé, est publié depuis 1829, tous les trois mois, par cahiers de 15 à 16 feuilles (250 pages, avec planches). — Prix de l'abonnement par années : à Paris, 18 fr., et franc de port, pour la France, 21 fr.

A Paris, chez J. B. Baillière, libraire, rue de l'École-de-Médecine, n. 17.

IMPRIMÉ CHEZ PAUL RENOUARD, RUE GARANCIÈRE, 5.

MÉDECINE ADMINISTRATIVE.

DE LA VÉRIFICATION DES DÉCÈS

DANS LA VILLE DE PARIS;

NÉCESSITÉ D'ÉTENDRE CETTE MESURE A TOUTES LES VILLES ET COMMUNES DE FRANCE.

En rapportant dans le numéro de janvier de ce journal (1), deux nouveaux exemples d'inhumation d'individus encore vivans (un relevé des faits authentiques de ce genre, qui ont été signalés depuis plusieurs années, prouverait qu'ils se sont représentés dans une proportion qu'on est loin de soupçonner), nous appelions l'attention de l'autorité supérieure sur la nécessité de prendre, à ce sujet, une mesure générale pour toute la France, afin de prévenir les dangers et les conséquences funestes qui peuvent résulter de l'absence d'une constatation régulière des décès; nous ajoutions, à cette occasion, que nous donnerions à nos lecteurs des détails sur l'organisation du service de la vérification des décès de la ville de Paris : tel est l'objet de cet article.

Des réclamations nombreuses se sont déjà élevées, à plusieurs reprises, pour que l'exécution de l'article 77 du Code civil ne soit plus illusoire, comme elle l'est dans l'immense majorité des cas. Cet article est ainsi conçu :

(1) *Annales d'Hygiène publique et de médecine légale*, t. XXIX, p. 228.

« Aucune inhumation ne sera faite sans une autori-« sation, sur papier libre et sans frais, de l'officier de « l'état civil, qui ne pourra la délivrer qu'après s'être « transporté auprès de la personne décédée pour s'assurer « du décès, et que vingt-quatre heures après le décès, « hors les cas prévus par les réglemens de police. »

Or, dans toutes les communes et villes de France, à l'exception de Paris et de huit ou dix villes du royaume, il suffit d'une simple déclaration faite à la mairie par les parens ou amis de la personne décédée, pour que la mort de celle-ci soit considérée comme certaine ; et c'est d'après ce seul renseignement, dont l'exactitude n'est pas autrement constatée, que l'autorité municipale rédige l'acte de décès, et permet l'inhumation, *sans qu'au préalable un officier de l'état civil se soit transporté au domicile de l'individu décédé*, ainsi que le prescrit l'article du Code que nous venons de citer, *afin de s'assurer de la réalité de la mort.*

Tel est l'abus, si grave par les résultats qu'il a eus et qu'il peut avoir encore, qui se renouvelle tous les jours sur tous les points du royaume, sans que l'administration supérieure ait rien fait jusqu'ici pour qu'il cesse d'exister ! Et pourtant, c'est de la vie des citoyens qu'il s'agit ; c'est une sécurité que l'administration doit sans exception à toutes les familles et à la société : plus d'un crime, en effet, est resté de la sorte caché à tous les yeux, et l'impunité a encouragé plus d'un coupable. Mais, dira-t-on, ces récriminations sont injustes, car la loi a prescrit, comme on vient de le voir, les garanties qu'on réclame. Sans doute elle les prescrit; mais lors même que l'article 77 serait exécuté religieusement par les officiers de l'état civil, et il ne l'est nulle part, ceux-ci sont évidemment incapables d'apprécier si la mort est réelle ou non, si elle résulte d'une cause naturelle ou d'une cause violente; les médecins seuls ont les connaissances nécessaires pour faire une semblable constatation.

Comment l'autorité administrative n'a-t-elle pas donné à cet article une interprétation qui le rende exécutable partout, et qui atteigne ainsi le but que le législateur s'est évidemment proposé? Et cependant, nous voyons journellement réclamer l'exécution d'articles de loi d'une importance bien moindre, et qu'on pourrait dire nulle, en comparaison de celle-ci! Toutefois, hâtons-nous de le dire, un administrateur éclairé, M. Frochot, comprenant tout ce qu'il y avait d'urgent à réglementer une mesure dont la loi avait mal déterminé l'exécution, mesure dont il importait que l'application ne fût pas éludée au milieu d'une population aussi nombreuse que celle de Paris, rendit l'arrêté suivant, qui a été la base de toutes les dispositions qu'on a adoptées ultérieurement.

Arrêté relatif aux déclarations de décès et aux inhumations.

Vu l'article 1er du titre 5 de la loi du 20 septembre 1792, qui porte que la déclaration du décès sera faite à l'officier public par les deux plus proches parens ou voisins de la personne décédée; — L'article du même titre qui porte que l'officier public se transportera au lieu où la personne sera décédée, et qu'après s'être assuré du décès, il en donnera acte sur les registres doubles; — Les différentes observations recueillies sur le danger des inhumations précipitées :

Le Préfet,

Considérant que la simple déclaration faite par des parens ou voisins est insuffisante, puisqu'ils ne peuvent légalement attester un décès dont ils ne peuvent par eux-mêmes administrer preuve indubitable; — considérant que l'officier public lui-même ne peut s'assurer d'un décès que par le témoignage des officiers de santé, seuls compétens à cet égard; — considérant enfin que l'ordre public, l'intérêt de l'humanité et celui des familles exigent que l'on prenne toutes les précautions convenables pour n'être pas trompé par des signes incertains; et que tout individu, dont le décès, quoique apparent, n'est pas physiquement constaté, doit être considéré comme existant encore, arrête :

ART. 1er. Les personnes qui se trouveront auprès d'un malade au moment de son décès présumé, éviteront à l'avenir de lui couvrir et envelopper le visage, de le faire enlever de son lit pour le déposer sur un sommier de paille ou de crin, et de l'exposer à un air trop froid.

Art. 2. La déclaration du décès sera faite par les deux plus proches parens ou voisins de la personne décédée. Cette déclaration sera faite dans les trois jours du décès et avant l'inhumation, sous peine de deux mois de prison, et de six mois en cas de récidive, conformément à l'article 1er de la section 1re de la loi du 19 décembre 1792.

Art. 3. Néanmoins, il ne sera donné acte de cette déclaration par l'officier public, qu'après que le décès aura été constaté dans la forme prescrite par les articles suivans, et jusque-là il sera sursis à l'ensevelissement.

Art. 4. Les maires et adjoints feront choix, dans leurs communes ou arrondissemens, d'un ou de deux officiers de santé pour constater les décès.

Art. 5. Aussitôt que les maires auront reçu une déclaration de décès, ils en donneront avis à l'officier de santé qui se transportera sur-le-champ au domicile de l'individu présumé décédé.

Art. 6. Si l'officier de santé juge le décès certain, il sera, sur son rapport verbal, dressé acte par l'officier public de la déclaration du décès faite par les parens ou voisins. Cet acte sera fait dans les formes prescrites par le titre 5 de la loi du 20 septembre 1792; il sera de plus signé par l'officier de santé.

Art. 7. Si l'officier de santé juge que le décès n'est pas certain, l'officier public ordonnera de surseoir à l'ensevelissement jusqu'à certitude complète, acquise par de nouvelles visites et par le rapport de l'officier de santé. Cette certitude étant acquise, la déclaration dont il est parlé dans l'article précédent, sera dressée dans la forme qui y est prescrite.

Art. 8. Dans tous les cas, il ne pourra être procédé à aucune inhumation que *vingt-quatre heures après la déclaration des parens ou voisins de la personne décédée, si cette déclaration a été faite le jour même du décès*, à moins qu'il n'y ait dissolution commencée et constatée par l'officier de santé.

Art. 9. Les précédentes dispositions seront exécutées même à l'égard des décédés que leurs parens, amis ou ayant-cause, voudront faire inhumer dans un lieu particulier, conformément aux arrêtés du département des 22 floréal an v et 28 frimaire an vii.

Art. 10. L'indemnité qui sera accordée à l'officier de santé chargé de constater le décès, sera prélevée sur le montant des frais d'inhumation, et sera basée sur le prix moyen des visites.

ART. 11. Le présent arrêté sera imprimé, envoyé aux sous-préfets et maires, et affiché dans toutes les communes du département.

Paris, le 21 vendémiaire an IX.

Signé FROCHOT.

Bien que toutes les dispositions de cet arrêté aient été conçues dans le but de prévenir les abus et les inconvéniens sérieux qui résultaient de l'état de choses autorisé par un article de loi, et d'entourer jusqu'au dernier moment la vie des citoyens de toutes les garanties que les seules prescriptions du législateur rendaient jusque-là plus qu'insuffisantes, cependant on s'affranchit trop souvent de l'application de ces mesures si sages. Dans cette circonstance, comme dans tant d'autres, on chercha à se soustraire à des obligations qui n'étaient imposées pourtant que dans l'intérêt de tous, et ces infractions coupables nécessitèrent, de la part de M. de Rambuteau, l'arrêté suivant, qui fixe d'une manière absolue le délai qui doit s'écouler avant l'inhumation, délai qui ne l'était que conditionnellement dans l'arrêté qui précède.

Nous, Pair de France, Préfet,

Vu l'arrêté de l'un de nos prédécesseurs, en date du 21 vendémiaire an IX, et qui a pour objet de régler le mode d'après lequel seront faites et reçues les déclarations des décès dans les mairies;

Considérant que des termes de l'article 3 de cet arrêté on infère souvent que l'ensevelissement de la personne décédée peut être opéré aussitôt qu'il a été donné acte de son décès par l'officier public, et que ceux de l'article 8 du même arrêté semblent n'imposer l'observation d'un délai de vingt-quatre heures entre le moment de la déclaration du décès et celui de l'inhumation du corps du décédé, que dans le cas où la déclaration a été faite le jour même du décès, à moins qu'il n'y ait dissolution commencée et constatée par l'officier de santé; — considérant, quant à l'article 3, que dans le cas où le décès ne serait qu'apparent, un ensevelissement trop précipité aurait pour effet de mettre obstacle à l'influence des causes qui pourraient rappeler à la vie; et que, sous ce point de vue, l'ensevelissement ainsi que la mise en bière doivent être assimilés dans leurs conséquences à l'inhumation elle-même; et quant à l'article 8, qu'il a été reconnu que l'exception qu'on semble en induire, dans le cas où la mort aurait précédé d'un jour le moment de la déclaration, a donné lieu à des déclarations inexactes, dans l'intention de se soustraire à l'obligation d'observer le délai de vingt-quatre heures, circonstance qui avait déjà déterminé un de nos prédécesseurs à décider, sous la date du 15 février 1832 :

« Que le délai de vingt-quatre heures prescrit par l'article 77 du Code « civil ne commencerait à courir qu'à dater de la déclaration faite à la « mairie. »

Vu ledit article 77 du Code civil, avons arrêté ce qui suit :

Art. 1er. Les articles 3 et 8 de l'arrêté du 21 vendémiaire an IX, relatif aux déclarations de décès, sont rapportés, et seront remplacés par les articles ci-après :

Art. 2. Il ne sera donné acte des déclarations de décès par l'officier public, qu'après que le décès aura été constaté dans la forme prescrite par l'arrêté ci-dessus visé.

Art. 3. L'ensevelissement des corps des décédés, leur mise en bière, leur inhumation, et en général toute disposition dont ces corps pourraient être l'objet, ne devra avoir lieu qu'après l'expiration complète d'un délai de vingt-quatre heures, *à partir de la déclaration du décès*, à moins qu'il n'y ait dissolution commencée et constatée par le médecin vérificateur, qui sera tenu en ce cas, d'insérer au procès-verbal de visite les motifs sur lesquels se fonde sa déclaration que l'inhumation est urgente.

Art. 4. Toutes les autres dispositions de l'arrêté du 21 vendémiaire an IX, auxquelles il n'est pas dérogé par le présent, continueront d'être exécutées.

Fait à Paris, le 25 janvier 1841.

Signé comte de Rambuteau.

L'interprétation donnée par M. Frochot à l'article 1er du titre 5 de la loi du 20 septembre 1792, entraîna la nomination d'officiers de santé, vérificateurs des décès, et c'est de cette époque que date la création de ce service important. On voit déjà comment, en s'attachant, non à la lettre, mais bien à l'esprit de la loi, cet administrateur habile institua ainsi l'exercice d'un contrôle qui touche à tant d'intérêts, et qui n'existait pas ; dès-lors on voit aussi toute la responsabilité qui pèse sur ceux qui en sont chargés ; on comprend tout ce qu'il peut y avoir par fois de délicat et de difficile dans la mission qu'ils ont à remplir.

Aussi l'expérience, qui, en tout, donne le mieux la mesure de la valeur des choses, fit sentir successivement la nécessité d'introduire des améliorations dans l'organisation du service de la vérification des décès, et enfin d'instituer un comité d'inspection ayant pour but d'assurer davantage encore l'exécution rigoureuse de ce service. Nous laisserons parler ici M. Pontonnier, chef de la première division à la préfecture de la Seine, qui présenta, le 26 novembre 1836, un rapport remarquable sur ce sujet à M. de Rambuteau, rapport qui résume parfaitement, et l'historique de la question administrative qui nous occupe, et les motifs qui ont décidé la création d'un comité d'inspection de la vérification des décès.

Rapport à M. le préfet de la Seine.

« *L'état civil*, tel que le possède aujourd'hui la France, peut être offert en modèle à tous les peuples : nulle part les conditions qui fondent la sécurité *de l'homme en état de société* n'ont été déterminées avec autant de sagesse et de prévoyance : que l'homme *naisse*, qu'il *se marie*, ou qu'il *meure*, la concision admirable de la loi répond au but qu'elle s'est proposé ; que ces circonstances soient seulement *constatées* avec le soin qu'elle prescrit, et *l'état civil* est créé ; qu'elles ne soient point *constatées*, ou le soient avec négligence, *l'état civil* n'existe pas, le désordre et la confusion prennent sa place.

« La *constatation* est donc la base de l'état civil, le point unique qu'avait à prescrire la loi pour le constituer ; mais si cette constatation est l'élément nécessaire, indispensable aux conséquences régulières des trois circonstances qui constituent l'état civil de l'homme, elle se présente avec des conditions d'intérêt et de nécessité particulières à la dernière comme à la plus inévitable de ces circonstances, celle de la *mort*, où les soins recommandés par la loi pour la constater, sont d'autant plus fondés que leur oubli, grave sans doute, mais remédiable quand il porte sur les faits de la *naissance* et du *mariage*, peut entraîner ici des conséquences d'autant plus fatales qu'elles sont toujours irréparables.

« Notre intention n'est pas d'examiner la valeur de cette observation sous le rapport de *l'acte* en lui-même, inscrit sur les registres en témoignage que l'homme ne compte plus parmi les vivans, mais nous l'apprécierons dans les circonstances qui précèdent cet acte, qui ont pour but d'assurer la réalité du fait qu'il doit affirmer, de constater que la mort est réelle; il s'agira ici, en un mot et seulement, de la *vérification des décès*.

« Jamais sujet plus sérieux n'a mérité d'être offert aux méditations de l'administrateur ; en tout temps, à toutes les époques, il a exercé, tourmenté les esprits ; on n'a cessé de réclamer des garanties contre des erreurs redoutables, de demander qu'on s'assurât que l'homme a bien réellement quitté la vie avant de l'en séparer pour jamais; c'est le dernier service que l'homme demande à la société, et la société le lui doit.

« Aussi la loi l'a-t-elle bien senti, et dans ses dispositions aussi claires qu'impératives, voit-on dominer ce sentiment de précautions et de philanthropiques préoccupations; elle veut que le *décès* déclaré soit avant tout *vérifié;* elle statue que cette vérification sera faite par l'officier de l'état civil *lui-même;* elle lui enjoint de se transporter *en personne* au domicile du décédé pour opérer cette vérification, après quoi, elle lui permet de délivrer l'autorisation de rendre à la terre l'individu dont il a ainsi *constaté la mort*.

« Les garanties demandées par la société existent donc dans la loi, mais sont-elles réalisées par le système établi et suivi jusqu'ici pour la *vérification des décès?* Nous pensons que la solution de cette question sortira du court exposé qui va suivre.

« On vient de voir que, dans sa sollicitude, la loi oblige l'officier de l'état civil à s'assurer lui-même, et par le fait d'une visite en personne, de la réalité du décès; mais cette disposition ne pouvait pas s'exécuter à Paris où la loi de pluviôse an VIII confiait les fonctions de l'état civil aux maires des douze arrondissemens municipaux; il n'était pas possible d'assujettir, en effet, ces magistrats à des vérifications de cette nature, et dès le commencement de l'an IX le préfet de la Seine, au nom de l'administration chargée de pourvoir à la stricte exécution des lois, avait établi que les maires se feraient remplacer, pour la vérification des décès, par des officiers de santé de leur choix; et tout en pourvoyant ainsi à l'impossibilité pour les maires de faire ces vérifications en personne, le préfet, circonscrivant dans les seuls *officiers de santé,* le choix de leurs délégués, dominé par l'esprit de la loi, posait déjà en fait la nécessité de n'appeler à constater la réalité des décès, que des gens compétens pour le faire.

« Mais, peu-à-peu, l'on eut occasion de reconnaître que cette précaution n'offrait pas encore de suffisantes garanties d'exactitude et de sécurité: de simples *officiers de santé* ne parurent pas aptes, au degré convenable, à commander la confiance dans le fait si grave de déclarer qu'un *homme est mort, ou qu'il est vivant;* beaucoup d'entre eux, reçus à ce titre, sans études préalables, dans les temps de troubles qui avaient suivi la révolution, pouvaient, sans mauvaise intention, commettre de fatales méprises : il fut décidé que cette mission sacrée serait désormais confiée à des *docteurs* en médecine et en chirurgie, reçus *selon les formes des anciennes facultés*, par le motif qu'ayant eu à subir, pour y parvenir, de sévères examens, ils présentaient les conditions de capacité nécessaires *pour répondre aux vues de la loi :* en conséquence, au mois de juin 1806, le préfet statua, dans la plénitude de son droit légal de réglementer les moyens d'exécution de la loi, que la fonction de *vérifier les décès* ne pourrait plus être exercée que par des médecins et chirurgiens choisis, par les maires, dans la classe des docteurs attachés aux bureaux de *bienfaisance*, par la raison d'abord qu'ils avaient tous été reçus *selon les formes des anciennes facultés*, et ensuite, qu'exerçant des fonctions gratuites auprès de ces bureaux, ils trouveraient dans la rétribution qu'ils recevraient sur le produit de la taxe des inhumations, une compensation qu'on croyait juste de leur attribuer de préférence. Ces praticiens expérimentés devaient être au nombre de vingt-quatre, à raison d'un médecin et d'un chirurgien par chacun des douze arrondissemens.

« Plus tard, en 1821, le préfet, pour plus de sûreté, leur dictait les formules uniformes de leurs procès-verbaux, en même temps qu'il traçait aux maires, eux-mêmes, celles des ordres de visite à donner aux médecins, et jusqu'à celles de leurs autorisations d'inhumer.

« C'est cet état de choses qui règne encore aujourd'hui, sauf que, par l'effet de diverses circonstances, le nombre des *médecins vérificateurs* est de *trente-cinq*, si inégalement répartis, pour des causes qui seront plus tard appréciées, que tel arrondissement comptant parmi les plus forts en mortalité, n'a qu'*un* médecin vérificateur, quand tel autre appartenant aux deux plus faibles, en a *quatre*.

« Voyons en peu de mots le mécanisme à l'aide duquel marche cette organisation :

« Le décès déclaré par deux témoins, aux termes de la loi, le maire expédie au médecin vérificateur, sous le titre de *mandat de visite*, l'ordre de *se transporter* au domicile du décédé, de s'y faire *représenter le corps*, de *constater le décès*, d'*en indiquer les causes*, et de lui en adresser immédiatement *rapport* : tels sont les termes dictés par le préfet :

« Le médecin doit, sur cet ordre, effectuer à l'instant sa visite, en dresser un procès-verbal, dans lequel, indépendamment du *fait principal qu'il atteste*, il relate les nom, prénoms, sexe, âge, profession du décédé, l'étage, l'aire de vent où est exposé le logement, la nature de la maladie, sa durée, ses complications, le nom du médecin qui l'a traitée, et jusqu'à celui du pharmacien, fournisseur des médicamens employés.

« L'administration ne s'est donc pas méprise non plus sur la portée réelle de la loi ; ses réglemens sont donc empreints comme elle d'un caractère de précaution et de prudence, qui témoigne de ses intentions et de ses sollicitudes ; elle est entrée dans tous les détails ; elle ne confie la vérification des décès qu'*à des médecins éprouvés*, dont le savoir lui garantisse que le fait de la mort sera bien constaté ; elle a dicté leurs opérations, les circonstances qu'ils doivent observer, jusqu'aux expressions dont ils doivent se servir ; elle n'a rien oublié dans ses instructions qui puisse intéresser l'humanité, la justice ou la science, et dès-lors, on se croit en droit de penser que la société jouit des garanties dont nous avons parlé, et que nous avons fait voir que la loi a voulu donner pour la bonne constatation des décès.

« Sans doute, en effet, si l'on s'en rapporte à l'ensemble de ces dispositions, on voit bien que, malgré quelques imperfections, le vœu de la loi serait atteint, au moins dans son but principal, celui *de constater* la réalité du décès, si elles étaient toujours exactement exécutées : et ici, nous éprouvons le besoin de dire, une fois pour toutes, qu'il est loin de notre pensée, de verser le blâme sur qui que ce soit, d'inculper des intentions que nous reconnaissons droites et pures ; si nous sommes graves et sévères, ce sera pour les choses, non pour les personnes, qui doivent rester en dehors de toute suspicion : ce n'est pas leur faute si par le plus inconcevable oubli, l'institution à laquelle elles sont rattachées s'est trouvée privée du seul moyen qui pût en assurer les effets, du ressort puissant qui presse tous les dépositaires de la confiance publique, qui les soustrait à l'empire des habitudes et de la routine ; nous voulons dire l'action incessante du *contrôle* qui les rassure aussi contre les erreurs dont la conscience et la droiture ne préserve pas toujours.

« Eh quoi ! vous avez multiplié les précautions, vous vous êtes armés de prudence, vous avez doublé, triplé les liens pour enchaîner, dans l'ordre financier, les moindres dépositaires des deniers de l'état, à l'exécution la plus rigoureuse du moindre de leurs devoirs : moralité, capacité, réputation, ne sont pas assez : un *cautionnement* qui met à votre disposition la fortune de votre agent, et qui vous sert à *réparer* les erreurs qu'il peut commettre ; ce n'est pas encore assez : il vous faut un *contrôle* actif, vigilant, qui plonge sur lui, l'entoure de tous les côtés, le stimule, le tient en haleine, et ce n'est pas assez : *vos défiances* ne sont pas dissipées ; il vous faut des *inspections* subites, inattendues, qui surprennent votre agent à l'improviste, vous avertissent quand il pèche, ou le redressent quand il s'égare : vous avez fait tout cela, et vous avez bien fait, pour sauver un peu d'argent à l'état, mettre à l'abri quelques portions de la richesse publique ; et vous avez laissé à elle-même la *vérification des décès !* Vous avez pris des hommes honorables, habiles, vous leur avez dit d'aller pour vous, au nom de la société, et de la loi, s'assurer qu'un homme est *bien réellement mort* et mort sans violences, de venir le redire au maire pour que celui-ci permît de l'enfouir à jamais dans les entrailles de la terre, et vous ne vous êtes préparé aucun moyen de vous assurer que cette terrible mission est bien remplie ; vous n'avez pris aucune garantie contre la négligence, l'oubli des devoirs, les entraînemens de l'habitude, disposé aucun remède contre les empêchemens de l'âge ou des infirmités ; vous vous fiez à des hommes méritant justement votre confiance ; vous espérez qu'ils remplissent leur mission, vous n'en *doutez même pas*, mais vous ne le *savez pas*, vous ne *pouvez pas le savoir*,... et vous êtes tranquilles depuis quarante ans !

« Mais ne prenez-vous pas garde, comme on l'a déjà dit, que l'erreur ici n'est pas *réparable?* qu'elle est la plus redoutable de celles dont l'homme ait à se préserver ? que la crainte de la mort réelle n'est rien au prix de celle d'une mort apparente qui fait place à la vie quand le tombeau s'est refermé ? Nous voulons que ces cas affreux soient moins fréquens que des imaginations trop vives se sont plu à le répandre, mais ils sont nombreux, mais ils sont attestés par l'histoire de tous les temps, de tous les peuples ; chaque jour en apporte aux esprits effrayés d'épouvantables exemples : ils sont possibles au moins, et cette possibilité reconnue par les gens de l'art, admise comme point incontesté dans l'économie de la loi, ne suffit-elle pas pour commander d'immenses précautions ? Ne voyez-vous pas que la loi, qui veut qu'on *s'assure de la réalité des décès* avant d'inhumer, n'est pas satisfaite parce que vous avez chargé des médecins de le faire, et qu'ils pourraient plutôt se plaindre qu'en les abandonnant ainsi à eux-mêmes, sans contrôle, sans assistance, vous faites peser sur eux, contrairement à l'esprit de toutes nos lois, et certainement contre celles de la prudence et de l'équité, la responsabilité terrible qui vous appartient, et dont vous devriez, tout au moins, alléger le poids en les appuyant de moyens de contre-vérification quels qu'ils fussent?

« La loi aussi n'a-t-elle pas les intérêts de la justice à satisfaire? La visite qu'elle ordonne à l'officier d'état civil de faire, en personne, du corps déclaré sans vie, n'a pas seulement pour but de s'assurer si la mort est réelle, mais d'examiner si elle n'est pas l'effet d'un crime que la société ait intérêt à punir; de constater aussi l'*identité* du corps représenté avec celui de l'individu dont le décès est déclaré.

« Or, il nous semble que des omissions sous ce rapport affectent tout aussi bien que le danger des inhumations précipitées, la responsabilité morale de MM. les maires, signataires des ordres d'inhumer et les énoncer, c'est encore faire comprendre que leur zèle éclairé ne peut manquer de venir en aide à l'administration, dans les mesures qu'elle prendra pour les préserver de tant d'erreurs dangereuses.

« Nous espérons donc qu'on aura compris, que la vérification des décès à domicile constitue un fait d'une importance telle, dans son but et dans ses effets, qu'il n'en est pas qui puisse imposer à l'administration les devoirs d'une plus rigoureuse exécution; que les garanties exigées par la loi, pour cette bonne et fidèle exécution, sont bien renfermées dans les dispositions qui fondent ce service, mais qu'elles n'en peuvent sortir, faute de moyens de contrôle ou d'inspection qui les fassent éclore.

« Dès-lors, que la tâche de l'administration n'est pas accomplie, et que reconnaître une pareille lacune dans une matière d'une si grave portée, implique pour elle l'étroite obligation d'y pourvoir au plus tôt.

« Ainsi, selon nous, l'institution des médecins vérificateurs des décès, opérant pour MM. les maires, sous leurs ordres, est bonne, il la faut conserver : les conditions pour leur admission à ces emplois, la position hiérarchique qu'ils occupent, les rétributions dont ils jouissent, les devoirs qui leur sont prescrits, le cercle dans lequel ils doivent étendre et renfermer leur mission, les termes qui leur ont été dictés pour le faire, tout cela, quant à présent du moins, peut être également conservé ; il ne faut qu'établir les moyens de s'assurer, autant qu'il est possible, que tout cela se fait, et se fait bien.

« Le point de vue auquel nous nous sommes placés pour traiter cette question, doit avoir fait pressentir que nous sommes loin d'admettre aucune de ces combinaisons présentées en foule à l'administration dans des vues personnelles, ou même inspirées par l'esprit du bien public ; aucune de ces constitutions d'offices plus ou moins chargées d'attributions, qui déplacent les devoirs en élevant des hiérarchies nouvelles, créent les embarras au lieu de les aplanir, compliquent au lieu de simplifier, et perpétuent le mal au lieu de le guérir ; fonctions qui, reposant sur une *individualité* quelque respectable qu'elle soit, ne sauraient offrir à l'administration la garantie qu'elle cherche, et qui d'ailleurs ne pouvant s'établir ni marcher sans des changemens importans, sinon complets, dans l'organisation actuelle, sont par cela seul exclues d'un système qui, loin de troubler cette organisation, tend au contraire à la fortifier en la complétant.

« Il ne faut donc pas moins, selon nous, qu'une *institution collective* pour conduire à ce but, une institution dont la composition soit faite pour commander la confiance et le respect, sous le double rapport des lumières et de l'indépendance morale : qui, prenant les choses dans leur état présent, les force, par le seul fait de son existence et de son action, à se placer à la hauteur qu'elles doivent occuper, qui puisse exercer sa mission en dehors de l'organisation actuelle, sans en gêner la marche, les opérations, le moindre de ses mouvemens, sans causer d'ennuis aux familles, sans retarder un service que rien au monde ne doit entraver; qui, n'affectant, ne déplaçant aucunes des responsabilités créées, leur prête au contraire, et à l'occasion, le puissant soulagement d'un *avertissement*, avant qu'une erreur soit consommé et par conséquent irréparable; qui, sous ce rapport en particulier, soit ainsi, pour MM. les maires, un auxiliaire précieux, et, pour les médecins vérificateurs eux-mêmes, l'objet d'une juste satisfaction; qui, en un mot, puisse présenter au plus haut degré les conditions et les garanties du seul contrôle que nous paraisse comporter un service aussi délicat, sans frottemens pour les personnes, sans embarras pour les choses, et nous pensons qu'une telle institution peut être réalisée, avec tous ces avantages, sous la forme d'un *comité d'inspection pour la vérification des décès*, relevant immédiatement du préfet et ayant droit de *visites spontanées* au domicile des décédés, par délégation de membres spécialement chargés de cette fonction.

« *Ce comité* serait composé d'hommes pris dans les premiers rangs de l'administration et de la science : il se réunirait périodiquement, une fois par semaine ou par mois, à l'Hôtel-de-Ville; ses fonctions seraient gratuites; trois membres seulement, choisis dans la partie du comité appartenant aux sciences médicales, recevraient, avec le titre d'inspecteur, un traitement fixe et annuel; ces inspecteurs seraient astreints à venir chaque jour à l'Hôtel-de-Ville, *sans exception des jours fériés*, à des heures déterminées, et chacun à tour de rôle, pour recevoir les communications relatives à leurs fonctions, satisfaire aux réquisitions du concours de leur ministère pour des cas urgens; ils recevraient un double des *ordres* ou *mandats de visite* expédiés par les maires aux médecins vérificateurs pour la constatation des décès déclarés, et en ceci consisterait le seul sacrifice que nous aurions à demander à MM. les maires, qui s'empresseraient, nous n'en pouvons pas douter, de s'y prêter d'autant plus volontiers, que cette mesure, à-la-fois si simple et si peu coûteuse sous tous les rapports, est le ressort unique, la pierre angulaire de tout le système qui ne pourrait sans lui subsister, puisque l'*inspection* ne pourrait agir sans connaître les décès, et que de tous les moyens de les lui faire connaître, le plus rapide, et nous avons dit le plus économique et le plus simple, consiste dans l'émission d'un double de l'ordre donné au médecin *d'aller visiter.*

« *L'inspection* serait divisée entre les inspecteurs, à raison de quatre arrondissemens pour chacun : ils seraient tenus d'opérer dans leurs arrondissemens respectifs, et à l'aide des duplicata recueillis aux mairies, un certain nombre de visites aux domiciles des décédés, et de rendre compte chaque semaine au comité, dans un rapport écrit et circonstancié, du résultat de ces visites.

« En cas qu'une mort ne leur parût pas bien certaine, ils devraient à l'instant même en prévenir le maire *par écrit,* et préalablement ils devraient être autorisés à prescrire et à employer même tous les moyens de l'art pour essayer de rappeler la vie; si la visite du médecin vérificateur *avait précédé la leur,* ils devraient, dans leur rapport au maire, en provoquer une seconde, et en tous cas suivre, jusqu'à résolution finale, toutes les circonstances de ce fait, le plus essentiellement recommandé à leur zèle.

« S'ils trouvaient des indices qui pussent leur faire penser que la mort a été violente, ou qu'elle est l'effet d'un crime, ils devraient le faire connaître également sur-le-champ au maire et par écrit.

« Tous les faits, toutes les circonstances important à

la vérification des décès seraient du ressort de ces inspecteurs, le sujet de leurs observations, la matière de leurs rapports au comité.

« Les conditions relatives à la salubrité, les précautions à prendre pour l'ensevelissement, et surtout celles qui sont à suivre en attendant la visite du médecin vérificateur, immédiatement après ce que l'on croit être le dernier soupir, pour ne pas mettre obstacle au retour de la vie, précautions si religieusement recommandées par l'administration et si déplorablement négligées par les familles, tout cela serait l'objet de leurs sollicitudes et de leurs excitations continuelles.

« Ainsi tous les faits, toutes les remarques intéressant l'administration, la justice, la science, la morale ou l'humanité, seraient par eux soigneusement observés et notés.

« Le comité aurait à peser, discuter tous ces faits, à en apprécier la valeur et les conséquences. Ceux qui lui paraîtraient graves, pressans, il les porterait, appuyés de son avis, à la connaissance immédiate du préfet : il lui soumettrait ses propositions pour les redresser, ses vues pour en prévenir le retour, réclamerait les mesures qu'il jugerait utiles pour rectifier, assurer la marche du service; proposerait, en un mot, toutes les améliorations dont lui paraîtrait susceptible un service d'une importance si grave; améliorations d'autant plus efficaces, que ne portant pas dans le vague et dans les ténèbres, mais inspirées, au contraire, par l'expérience, et résultant de la connaissance des faits, elles auraient pour elles l'autorité de la certitude et de l'à-propos.

« Nous nous abusons étrangement si une institution de cette nature, ainsi placée près du préfet, l'aidant à porter la lumière dans un service où jusqu'à présent elle n'a que faiblement pénétré, et qui n'en pourra jamais trop recevoir; dominant ce service par la seule force de sa position, sans l'embarrasser, sans le troubler, sans toucher à aucune des hiérarchies dont il fait partie, le ranimant jusqu'au cœur par l'action vigilante de ceux de ses membres chargés de l'explorer; nous nous abusons, disons-nous, si une institution de cette nature n'a pas bientôt porté ses fruits, si elle n'a pas produit en peu de temps tous les effets du contrôle qui manque à la *constatation des décès*, et par conséquent réalisé aussi largement, aussi noblement qu'il est possible, les garanties qu'exige ce service, et depuis si long-temps demandées à l'administration.

« Les connaissances médicales et scientifiques devant être ici d'un puissant secours, nous voudrions que cette partie d'un *comité*, qui doit être investi d'une si grande confiance, ne pût être puisée que parmi les savans professeurs qui se sont fait un nom dans la science, ou se sont classés au premier rang parmi les praticiens habiles de la Faculté; nous ne pensons pas qu'ils puissent être moins de *quatre* : trois d'entre eux, comme nous l'avons déjà dit, exerceraient, sous le titre d'inspecteurs, les fonctions actives du comité; dans la partie administrative, on pourrait appeler deux membres du conseil municipal, un maire de Paris, l'inspecteur en chef des pompes funèbres, celui des inhumations et des cimetières; et comme le comité se rattache à l'administration centrale avec laquelle sont créés ses rapports, le chef de la division à laquelle appartient *l'état civil*, et le chef du bureau chargé de ce service.

« Ici se termine la tâche que nous nous étions imposée; nous l'avons parcourue, et croyons l'avoir accomplie, avec la fermeté que donne la conviction profonde de l'un des plus grands besoins que puisse jamais avoir à satisfaire l'administration. Nous espérons que nous l'avons fait sans offenser les personnes, car nous avons évité de nous laisser dominer par ces bruits de négligence peut-être fondés, mais dont la plupart, recueillis par la peur, chargés par la malveillance, importunent sans convaincre, et ne peuvent être crus à force d'être exagérés; nous n'avons voulu y voir qu'un cri de la société implorant une garantie qui les empêche de se réaliser, et dont un oubli fatal a pu seul la laisser privée jusqu'ici.»

Fait à Paris, le 26 novembre 1836.

M. le préfet sut apprécier toute l'importance des observations qui lui étaient présentées dans ce rapport; toutefois, il ne se hâta pas de prendre une décision sur la proposition qui lui était faite, sans doute dans la prévision que de nouveaux faits viendraient ajouter plus de motifs encore à l'appui de son adoption. En effet, ce ne fut que le 29 mars 1839, que M. de Rambuteau adressa au conseil municipal de la ville de Paris le Mémoire dont nous allons transcrire ici une partie. »

Extrait du Mémoire présenté au conseil municipal de la ville de Paris, par M. de Rambuteau.

« Messieurs,

« Vous avez, dans plusieurs de vos sessions annuelles, appelé mon attention sur la manière dont s'exerce à Paris *la vérification des décès*, prescrite par l'art. 77 du Code civil, et témoigné le désir que je m'occupasse des moyens d'améliorer ce service dont les circonstances financières, passant chaque année sous vos yeux, ramènent chaque fois, pour vous, la même sollicitude, et de votre part, l'expression du même vœu.

« Persuadé moi-même que, de tous les services placés sous l'œil et la surveillance de l'autorité publique, il n'en est pas dont l'exécution doive être plus sévèrement réelle, j'aurais depuis long-temps devancé vos vœux, en venant vous exposer le résultat de mes réflexions et mes vues à ce sujet, si, dans l'étude que j'ai faite de cette grave matière, je n'y avais trouvé des points délicats, ressortant de la nature même des choses, et qui, sans être des obstacles pour des améliorations indispensables, rangeaient cette question parmi celles qu'une longue et laborieuse maturité pouvait, seule, faire éclore utilement.

« Mon opinion est aujourd'hui fixée, et je puis d'autant moins tarder à calmer, par les mesures administratives qui sont en mon pouvoir, les appréhensions qui se sont élevées de toutes parts sur des insuffisances dans les conditions de ce service, que j'en ai pris, en quelque sorte, l'engagement avec M. le Ministre de l'intérieur, qui, en me communiquant une pétition adressée à la Chambre des Députés, dans le but de lui signaler les dangers d'*inhumations précipitées* qui résulteraient du mode actuel de vérifier les décès, a recommandé, comme vous l'avez fait, Messieurs, à toute mon attention, ce grave et important sujet, et m'a invité à examiner scrupuleusement si les dispositions du service actuellement en vigueur, ainsi que la manière dont elles sont exécutées, répondent bien aux exigences de la loi, promettant son intérêt et son appui à toutes les améliorations que l'administration jugerait nécessaires et possibles. Ce m'est un grand soulagement, Messieurs, de penser que je puis également compter sur votre concours pour réaliser ces améliorations heureusement très possibles, et dont la nécessité n'est pas plus douteuse pour moi qu'elle ne le sera bientôt pour vous-mêmes.

« L'auteur de la pétition dont il s'agit, peu familier avec les élémens constitutifs de la question, ne voit de remède aux dangers qu'il signale, que dans de nouvelles dispositions légales; il n'a pas pris garde que la loi a tout disposé, que ses observations ne tombent que sur la manière dont celle-ci est exécutée, et que l'exécution des lois étant confiée aux pouvoirs administratifs et judiciaires, c'est à eux seuls que pourraient s'attribuer les reproches, s'il en était à exprimer, comme c'est à eux qu'appartient le devoir de les prévenir, chacun dans la sphère de son action particulière.

« Que la question qui nous occupe ici, soit donc uniquement du ressort administratif, c'est ce qui est tout-à-fait incontestable, et nous n'aurons pas besoin de nous appesantir beaucoup sur sa nature et sur sa portée, pour reconnaître qu'une terrible responsabilité, jusqu'à présent trop peu sentie, pèse à son occasion sur l'administration.

« Des bruits se sont répandus que la *vérification des décès* n'était pas faite avec le soin convenable ; que des négligences avaient lieu ; que d'affreuses conséquences en résultaient, aussi révoltantes pour l'humanité qu'attentatoires aux droits de la justice et de la société ; quelqu'exagérés que dussent être ces bruits, l'Administration n'aurait pu se justifier de leur fermer complétement l'oreille : étaient-ils fondés, et jusqu'à quel point pouvaient-ils l'être, ou bien ne l'étaient-ils pas ? S'ils l'étaient, elle ne pouvait trop se hâter de porter remède à un si grand mal ; si ces rumeurs étaient mal fondées, il lui fallait s'empresser de rassurer l'opinion agitée, trompée sur un sujet qui l'intéresse au plus haut point, et sur lequel elle a le droit le plus légitime d'exiger qu'on lui donne assurance et sécurité. Eh bien ! Messieurs, cette solution si simple, qui est d'un intérêt si immense pour l'Administration, soit qu'elle ait lieu dans un sens ou dans l'autre, à savoir, si de tels faits existent ou n'existent pas, l'administration, dans l'état actuel du service, ne peut pas se la procurer ; encore moins pourrait-elle répondre qu'ils ne se réaliseront pas : c'est vous signaler, en deux mots, le vice radical du système, qui consiste dans une absence totale et absolue de tous moyens de contrôle ou de contre-vérification. »

Rappelant alors le rapport qui lui avait été soumis, et auquel il avait donné son approbation, M. le préfet entre ici dans les détails relatifs aux moyens d'exécution de la mesure dont l'utilité lui est démontrée, et il termine ainsi :

« En vous faisant cette demande, Messieurs, j'ai la conscience que j'acquitte un devoir du premier ordre, et que je réponds à vos vœux en procurant au *service de la vérification des décès* l'unique et la plus efficace amélioration qu'il puisse recevoir. Si nous embellissons par des monumens la demeure de l'homme vivant, si nous lui donnons des écoles, des temples pour son éducation et ses besoins religieux, du pain quand il en manque, un asile dans nos hôpitaux quand il souffre, en un mot, si nous ne négligeons rien pour augmenter son bien-être et soulager ses maux pendant qu'il compte encore parmi nous, nous ne reculerons pas devant un léger sacrifice pour qu'il emporte en nous quittant la certitude que le dernier service qu'il attend de nous lui sera rendu avec la fidélité, le scrupule que *la loi* lui promet, et qu'elle nous commande. »

A la suite de cette communication, le conseil municipal nomma une commission composée de MM. Bouvattier, de Cambacérès, Lehon, Orfila et Perrier, pour lui faire un rapport sur la proposition de M. le préfet. M. Orfila fut désigné comme rapporteur, et le 12 avril 1839, il lut au conseil municipal le rapport suivant, dont nous allons reproduire textuellement la plus grande partie.

Extrait du rapport de M. Orfila.

« Messieurs,

« La vérification des décès est, sans contredit, un des

sujets les plus sérieux que l'on puisse offrir aux méditations de l'administrateur; en tout temps, chez presque tous les peuples, il a exercé, tourmenté les esprits : on n'a cessé de réclamer des garanties contre des erreurs redoutables, de demander qu'on s'assurât si l'homme a bien réellement cessé de vivre avant de l'ensevelir; aussi voyons-nous à toutes les époques, la loi, dans ses textes aussi clairs qu'impératifs, grandement préoccupée de stipuler des garanties propres à rassurer la société : vous connaissez les prescriptions du Code civil actuel à cet égard, et vous savez que le décès déclaré doit avant tout être vérifié, et que cette vérification doit être faite par l'officier de l'état civil lui-même, à qui il est enjoint de se transporter en personne au domicile du décédé. Toutefois, vous n'ignorez pas non plus que cette disposition, inexécutable à Paris, a été modifiée dès le commencement de l'an IX par le préfet de la Seine, qui, en dispensant les maires de la vérification des décès, les a remplacés par des officiers de santé de leur choix, et plus tard, en 1806, par des docteurs en médecine et en chirurgie attachés aux bureaux de bienfaisance.

« Si les mesures prescrites par la loi et l'administration étaient parfaitement exécutées, la sollicitude de l'administration supérieure, celle de M. le préfet et la vôtre n'eussent jamais été éveillées sur ce point; je dis la vôtre, car dans plusieurs circonstances vous avez formulé des vœux tendant à provoquer un examen sérieux de la question; c'est pour répondre à vos désirs que M. le préfet saisit aujourd'hui le conseil de cette importante affaire, et que je réclame un instant votre bienveillante attention.

« J'examinerai rapidement les divers motifs qui rendent nécessaire une vérification scrupuleuse des décès; j'établirai ensuite que cette vérification ne peut pas, dans l'état actuel, se faire à Paris de manière à rassurer la population; enfin, je vous proposerai, au nom de M. le préfet et de votre commission, des mesures propres à régulariser ce service, et à le rendre fructueux.

Nécessité de la vérification des décès.

« Je résume cette nécessité en deux mots : on peut être enterré vivant; on peut être inhumé après avoir péri par le fer ou par le poison, sans que le vérificateur ait soupçonné que la mort a été violente; enfin, dans certains cas de mort subite, l'ignorance ou la malveillance peuvent attribuer au crime ce qui est l'effet d'une cause toute naturelle, et souvent alors le médecin chargé de vérifier le décès délivre le permis d'enterrer, sans avoir provoqué l'ouverture du corps, qui aurait pu seule mettre la vérité dans tout son jour.

« J'ai dit qu'on pouvait être enterré vivant. Sans parler des observations nombreuses rapportées par Lancisi, Zacchias, etc., sans rappeler l'histoire de François de Civille, qui se qualifiait dans ses actes de trois fois mort, trois fois enterré, trois fois ressuscité par la grâce de Dieu, et celle du célèbre Winslow, que l'on ensevelit deux fois, je me bornerai à vous retracer un fait récent qui s'est passé presque sous nos yeux. A la fin d'octobre 1837, M. Deschamps, habitant de la Guillotière, à Lyon, mourut à la suite d'une courte indisposition; ses obsèques furent commandées pour le surlendemain : ce jour-là de bonne heure arrivent devant la maison du défunt prêtres et bedeaux, inspecteurs des convois et porteurs. Au moment fatal où l'on allait clouer sur la face du mort la planche de sapin qui ferme la bière, quels ne furent pas l'étonnement et l'effroi de tous les assistans en voyant le corps se lever dans son suaire, se mettre sur son séant et demander à manger! Tout le monde allait fuir épouvanté, lorsqu'on reconnut que ce n'était point un fantôme, mais bien M. Deschamps lui-même, qui revenait très heureusement d'un sommeil léthargique que l'on avait pris pour la mort : on lui prodigua de suite tous les soins nécessaires, et bientôt son état n'inspira plus aucune inquiétude. Lors de son réveil, il affirma que, dans son état léthargique, il entendait tout ce qui se passait ou se disait autour de lui, sans pouvoir faire un mouvement ni exprimer ses sensations, supplice horrible qu'il faut avoir éprouvé pour le comprendre ; combien il est heureux pour M. Deschamps que l'inhumation qui devait avoir lieu la veille ait été ajournée au lendemain, au moment où l'accès léthargique devait finir, autrement il eût été enterré vivant, et serait mort quelques heures après son réveil, en proie aux tourmens de la faim et de l'asphyxie.

« Je vais prouver maintenant que l'on peut être inhumé après avoir péri par le poison ou par le fer, sans que le vérificateur ait soupçonné que la mort a été violente. Nous nous rappelons tous la mort de Boursier, en 1823 ; cet épicier de la rue de la Paix mourut empoisonné par l'arsenic ; l'inhumation eut lieu, *après vérification du décès,* car ce ne fut qu'au bout d'un mois que je fus requis pour constater l'empoisonnement. Quelque avancée que fût la putréfaction d'un homme éminemment replet, je parvins sans peine à dévoiler le crime.

« La dame veuve Dauzelle, rue Beauregard, n° 16, est trouvée morte dans son lit le 1er janvier 1826. Le certificat de décès est délivré aux parens afin de faire procéder à l'inhumation. Dans ce certificat, remis à M. le commissaire de police Courteil, le médecin déclare : « Que la mort « est constante, et que le décès paraît avoir été causé par « une commotion du cerveau avec hémorrhagie. Cette « dame, ajoute-t-il, était seule chez elle, elle a été trou- « vée morte au milieu de sa chambre où elle paraît être « tombée. »

« L'autorité municipale fit ajourner l'inhumation, requit un nouvel examen du cadavre en présence du commissaire de police, assisté de deux docteurs en médecine, et il résulta de cet examen « que madame veuve Dauzelle « avait succombé sous les coups d'un assassin; *elle portait « au cou cinq plaies récentes* faites avec un instrument « tranchant, et l'une des artères carotides avait été ou- « verte. »

« Au mois de juillet 1836, un enfant de la dame Revel, rue de Seine-Saint-Germain, mourut presque subitement. L'autorité informée que cet enfant avait été en butte à de mauvais traitemens de la part de ses parens, ordonna une enquête et une expertise médico-légale. L'ouverture du cadavre démontra que les bruits répandus sur la conduite barbare de la dame Revel, sa mère, n'étaient que trop fondés. MM. les docteurs Ollivier (d'Angers) et West, nommés par M. le procureur du roi, constatèrent à la surface du corps de cet enfant vingt-sept contusions récentes, plus ou moins étendues, tant sur le tronc que sur les membres, et une fracture de cinq pouces environ qui brisait presque complétement l'un des os du crâne.

« La mort de ce pauvre enfant qui était âgé de 3 ans et 3 mois, réveilla les soupçons qui s'étaient élevés à l'occasion de celle de son frère aîné, âgé de 8 ans, décédé quatre mois environ auparavant, le 27 février précédent : *la visite du médecin vérificateur avait eu lieu, et l'inhumation avait été autorisée.* L'exhumation du cadavre fut faite le 1er août, et les mêmes docteurs reconnurent, nonobstant le temps écoulé depuis la mort, *des traces de nombreuses contusions sur le tronc et les membres et une plaie au-dessus de l'oreille droite avec fracture et disjonction des os du crâne* (1).

(1) Ce fait est rapporté avec tous ses détails dans les *Annales d'Hygiène publique et de médecine légale*, t. XVII, p. 374 et suivantes.

« Ce dernier exemple est une preuve bien déplorable des conséquences funestes qui peuvent résulter de l'absence d'une vérification exacte du décès : si le médecin, chargé de cette fonction, avait fait son devoir, s'il eût seulement jeté les yeux sur le cadavre du *premier* enfant, il eût remarqué les traces de violences qui existaient, l'inhumation n'eût pas été autorisée ; et, en signalant le fait à l'autorité, *il prévenait ainsi un second meurtre*, dont il a de la sorte assumé sur lui la responsabilité.

« Justifions actuellement notre dernière proposition, savoir : que l'on attribue quelquefois au crime, des morts subites produites par des causes naturelles.

« Mademoiselle Hullin, renommée comme danseuse de l'Opéra, meurt après quelques jours de souffrances horribles dans le ventre ; on l'enterre sans que le vérificateur s'enquiert suffisamment des causes de la mort : bientôt après, des soupçons d'empoisonnement s'élèvent, on cherche des prévenus, on en arrête, et je suis mandé. Le cadavre est exhumé une semaine après la mort, et je découvre que celle-ci est tout simplement le résultat d'un étranglement avec gangrène des intestins, lésion bien connue et qui excluait toute idée d'empoisonnement.

« M. Duvoir, le bandagiste, meurt presque subitement l'an dernier : la rumeur publique ne tarde pas à accuser un individu d'avoir empoisonné cet homme ; appelé pour procéder à l'autopsie, je reconnais qu'il a été foudroyé par une attaque d'apoplexie.

« Je ne terminerai pas cette première partie de mon rapport, messieurs, sans vous dire mon opinion sur les faits qu'elle comprend : je ne pense pas qu'il arrive souvent à Paris que l'on enterre des individus vivans, tout en admettant que cela peut bien avoir lieu ; mais je suis convaincu que plus d'une fois la terre a couvert, et continuera à couvrir des crimes, sans que personne se soit avisé de les soupçonner, pas même les vérificateurs des décès ; peut-être vous en rapporterez-vous, à cet égard, à l'expérience que j'ai dû acquérir par suite de la direction que j'ai donnée à mes travaux, et accorderez-vous à mes paroles la confiance qu'elles méritent.

Insuffisance du service actuel.

« Après avoir démontré la nécessité d'une vérification scrupuleuse des décès, il est à peine nécessaire d'aborder la seconde question qui a pour objet d'établir que, dans l'état actuel, la vérification ne peut pas se faire à Paris de manière à rassurer la population : les exemples précédemment cités suffiraient, au besoin, pour justifier ma proposition, si nous ne savions tous avec quelle inégalité sont répartis les moyens de vérification, c'est-à-dire les médecins vérificateurs, par rapport à la population des arrondissemens ; quels obstacles doivent mettre à l'accomplissement de leur mission, les distances, les situations, les maladies, les infirmités, l'insuffisance de moyens réguliers de se faire remplacer dans ces cas fâcheux, etc.

« Comment se fait-il, messieurs, que nous ayons, ainsi qu'on l'a déjà dit, multiplié les précautions, que nous nous soyons armés de prudence en doublant, en triplant les liens pour enchaîner à l'exécution rigoureuse de leurs devoirs dans l'ordre financier, les moindres dépositaires des deniers de l'état, que nous ayons exigé un cautionnement qui met à notre disposition la fortune de notre agent, que nous ayons établi un contrôle actif, vigilant, qui plonge sur lui, l'entoure de tous côtés, le stimule, le tient en haleine ; et, comme si ce n'était pas assez pour dissiper toutes nos défiances, que nous ayons organisé des inspections subites, inattendues, qui prennent cet agent à l'improviste, tandis que nous avons abandonné à elle-même, la vérification des décès depuis quarante ans, sans prendre aucune garantie contre la négligence, l'oubli des devoirs et les entraînemens de l'habitude?

Moyens d'assurer l'exactitude de la vérification des décès.

« Ces considérations me conduisent naturellement à vous faire connaître les mesures qui vous sont proposées par M. le préfet et par votre commission, dans le but de remédier aux divers inconvéniens qui viennent d'être signalés. »

Ici, M. le rapporteur expose le projet d'organisation soumis à M. le préfet, et que celui-ci a approuvé, et présenté au Conseil municipal; il reproduit sommairement tous les détails relatifs à la création et aux fonctions de l'institution nouvelle, ainsi qu'aux améliorations à introduire dans celle qui existe déjà, et termine en proposant l'adoption du projet. Ces conclusions furent adoptées dans la séance même, et le conseil arrêta la décision suivante :

Extrait des registres des procès-verbaux des séances du Conseil municipal de la ville de Paris.

Le Conseil,

« Vu le mémoire de M. le préfet, en date du 29 mars dernier, par lequel il appelle son attention sur la nécessité d'améliorer le service relatif à la vérification des décès;

« Considérant que la vérification des décès doit avoir pour objet, non-seulement de constater que la mort est réelle, mais encore de déterminer si elle est naturelle ou le résultat d'une violence *extérieure;* qu'il se présente souvent dans l'exercice de ces fonctions des difficultés qui, pour être surmontées, exigent de la part des médecins vérificateurs un examen attentif et éclairé, et qu'il importe, dès-lors, d'entourer cette branche du service public de toutes les garanties que la population a le droit de réclamer; — Considérant que la manière dont s'opère actuellement la vérification des décès à Paris laisse beaucoup à désirer, soit parce que le nombre des vérificateurs n'étant pas suffisant dans certains arrondissemens, ils ne consacrent pas aux opérations dont ils sont chargés tout le temps qu'ils devraient y employer, soit pour toute autre cause, et qu'il n'existe d'ailleurs aucun moyen de contrôler leurs opérations. — Considérant qu'il est facile d'améliorer le service dont il s'agit, et de donner aux habitans de Paris toute la sécurité désirable; qu'il suffit pour cela, comme se le propose M. le préfet, d'instituer d'une part, un *Comité d'inspection pour la vérification des décès*, qui serait chargé d'exercer une haute surveillance sur les opérations des médecins-vérificateurs, et de l'autre part, d'étudier et d'indiquer à l'administration les modifications dont l'organisation actuelle pourrait être susceptible; qu'il est toutefois utile, avant d'introduire ces modifications, d'être mieux éclairé sur les faits qui doivent les motiver;

« Est d'avis qu'il y a lieu de créer, sous le titre de *Comité d'inspection de la vérification des décès*, un conseil composé, etc. »

Le Conseil municipal adopta la composition proposée dans le rapport de M. Pontonnier, rapport qui était joint au mémoire de M. le préfet, toutefois en portant à *quatre*, au lieu de *trois*, le nombre des médecins inspecteurs, chargés chacun de la surveillance des vérifications de décès dans trois arrondissemens de Paris.

(*Séance du* 12 *avril* 1839).

Cette décision du Conseil municipal fut suivie de l'arrêté qu'on va lire, et qui règle et détermine les fonctions du Comité d'inspection.

Arrêté portant création d'un Comité d'inspection pour la vérification des décès.

NOUS, PAIR DE FRANCE, PRÉFET DE LA SEINE.

Vu les arrêtés de nos prédécesseurs des 21 vendémiaire an IX, 2 juin 1806 et 31 décembre 1821, qui ont constitué le service de la vérification des décès dans la ville de Paris; — Vu les lois des 20 septembre et 19 décembre 1792, 28 pluviôse an VIII et 19 ventôse an XI; — Vu les articles 77 et 78 du Code civil :

Considérant qu'en imposant à l'officier de l'état civil l'obligation de se transporter en personne au domicile du décédé, pour constater la réalité du décès déclaré et l'identité de l'individu décédé, la loi a témoigné suffisamment de la haute importance qu'elle attache à cette visite; — Considérant qu'en n'admettant que des médecins expérimentés à suppléer les maires, qui exercent à Paris les fonctions d'officier de l'état civil, dans la mission légale de constater les décès, l'administration s'est montrée également convaincue que les intentions de la loi ont eu pour but une sévère et réelle vérification des décès; — Considérant, en effet, que de tous les services confiés à la surveillance de l'autorité administrative, il n'en est pas qui doive exiger de sa part une plus vive et plus perpétuelle sollicitude; — que des erreurs en cette matière sont d'autant plus sérieuses qu'elle ne sont pas réparables, et qu'elles peuvent affecter à un trop haut degré les droits de la justice et de l'humanité, pour que l'administration n'ait pas l'étroite obligation de les prévenir par tous les moyens qui sont en son pouvoir.

Considérant que des doutes se sont élevés sur la manière dont se fait le service de la vérification des décès dans la ville de Paris; — que ces doutes perdraient de leur gravité s'il existait un moyen de constater qu'ils ne sont pas fondés, et de rassurer l'opinion publique en les dissipant; — que cette impuissance de l'administration à donner une telle satisfaction à la société constitue seule un fait très grave, et révèle dans le régime actuellement existant de la vérification des décès, une lacune qu'on ne peut trop s'empresser de combler; — qu'en effet, les réglemens organiques précités, tout en traçant avec sagesse les bases et les conditions de ce service, n'ont point établi de contrôle pour la garantie de son exécution; — que cette garantie, impérieusement réclamée par la nature même du service, pourrait être d'autant moins refusée, que le conseil municipal, et le gouvernement lui-même, nous ont manifesté le désir de voir s'introduire dans le régime de la vérification des décès, des perfectionnemens qui puissent le mettre en état de répondre exactement aux vues de la loi;

Considérant que le premier, comme le plus naturel de ces perfectionnemens, consiste à procurer, d'abord, à l'organisation actuellement en mouvement, la puissante garantie du contrôle dont elle est restée privée jusqu'ici; — Considérant qu'à raison des conditions particulières au régime de la vérification des décès, la surveillance n'en peut être exercée convenablement que par une collection de personnes choisies dans les premiers rangs de l'administration et de la science, et dont la mission soit de nous aider, par la connaissance et la juste appréciation des faits, à introduire des améliorations dès-lors appropriées exactement aux besoins; — Considérant que ce contrôle peut être efficacement constitué sous la forme d'un comité opérant, par délégation de membres spécialement chargés de cette fonction, *des visites spontanées* au domicile des décédés, indépendantes de celles qui sont prescrites par les maires, aux médecins vérificateurs ordinaires des décès; — Considérant que ce comité, exerçant sa surveillance sans embarrasser le service, et éclairant l'administration par l'expérience et le secours des faits, sera, particulièrement pour les maires, un auxiliaire précieux par les avertissemens salutaires qu'il pourra leur procurer; — Considérant que dans une mesure de haute surveillance administrative, qui doit avoir pour effet, en prévenant des erreurs, d'inspirer à la population confiance et sécurité pour une bonne et fidèle exécution de la loi sur les décès, le conseil municipal, organe de ses besoins et de ses intérêts, peut être utilement et convenablement appelé à prendre une part dans cette surveillance; — Considérant aussi que la responsabilité des maires, à qui la loi confie en premier ordre la mission de constater les décès, n'est pas moins intéressée que celle de l'administration chargée d'assurer l'exécution de la loi, à ce que cette exécution soit aussi complète que possible, et que leur participation aux travaux d'un comité d'inspection pour la vérification des décès, peut être également justifiée par de hautes convenances; — Considérant que, cette mesure intéressant à un égal degré tous les arrondissemens de Paris, il convient que les maires et conseillers municipaux des divers arrondissemens puissent être appelés à venir siéger tour-à-tour dans le comité; — Considérant, enfin, que les connaissances médicales et scientifiques seront à ce comité, d'une telle utilité, qu'il importe que les médecins, admis à en faire partie, ne soient choisis que dans les rangs les plus élevés de l'art médical, et parmi les praticiens expérimentés qui jouissent déjà de la confiance publique; — AVONS ARRÊTÉ :

ART. 1er. Un comité est institué, sous notre présidence, pour surveiller le service de la vérification des décès.

Il sera composé : 1° du préfet, président; de quatre membres du conseil municipal, de quatre maires de Paris; du doyen de la Faculté de médecine de Paris ; d'un autre médecin choisi dans les notabilités médicales; du chef de la première division ; de l'inspecteur en chef du service des pompes funèbres ; de l'inspecteur en chef du service des inhumations et cimetières, et du chef du bureau de l'état civil, secrétaire. En tout quinze personnes ayant voix délibérative.

Les conseillers municipaux et maires faisant partie du comité seront renouvelés tous les deux ans, au moyen du remplacement, chaque année, de deux maires et de deux conseillers municipaux.

2° De quatre médecins choisis parmi les praticiens habiles de la Faculté de Paris, pour exercer les fonctions actives de l'inspection à domicile, et ayant voix consultative.

Art. 2. Un traitement fixe sera attaché au titre d'*Inspecteur* : les autres fonctions du comité seront gratuites.

Art. 3. Le comité se réunira une fois par mois, sur convocation, à l'hôtel-de-ville, sans préjudice des circonstances où nous jugerions nécessaire de le convoquer extraordinairement, à l'effet d'entendre les rapports des médecins inspecteurs dont il sera parlé ci-après, et de délibérer sur l'objet de ces rapports.

Art. 4. Le comité donnera son avis sur la valeur ou sur la portée des faits consignés dans lesdits rapports, et proposera au préfet ses vues pour assurer et perfectionner la marche et les résultats du service.

Art. 5. L'inspection sera divisée entre les quatre médecins inspecteurs, à raison de trois arrondissemens pour chacun.

Art. 6. Les médecins seront tenus d'opérer, chaque jour, aux domiciles des décédés, un certain nombre de *visites spontanées*, indépendantes de celles qui sont prescrites par les maires, aux médecins vérificateurs des décès.

Art. 7. Ils accompliront cette mission à l'aide de duplicata des *mandats de visites*, délivrés par les maires aux médecins vérificateurs des décès ; ces mandats seront, à cet effet, expédiés doubles, et les duplicata déposés deux fois par jour à l'hôtel-de-ville.

Art. 8. En conséquence, les quatre médecins inspecteurs du comité se rendront chaque jour, à l'hôtel-de-ville, sans exception des jours fériés, pour y prendre connaissance des duplicata destinés à les diriger dans les visites qu'ils jugeront à propos d'opérer.

L'un d'eux, à tour de rôle, devra passer, chaque jour, quelques heures à l'hôtel-de-ville, pour répondre aux questions, ou réquisitions d'urgence, qui pourraient naître du service.

Art. 9. Dans le cas où la mort ne paraîtrait pas bien certaine aux médecins inspecteurs, ils devront à l'instant même en informer le maire par écrit, et préalablement prescrire tous les moyens de l'art pour essayer de rappeler la vie; ils indiqueront dans leur rapport au maire si la visite du médecin vérificateur a précédé la leur.

Art. 10. En cas d'indices qui puissent leur faire penser que la mort a été violente ou l'effet d'un crime, ils devront le faire connaître, également sur-le-champ, au maire et par écrit.

Dans ce cas, comme dans celui qui est prévu par l'article précédent, ils adresseront directement au maire, leur message renfermé dans une enveloppe portant en caractères apparens les mots : *Comité des décès : urgent.*

Art. 11. L'expérience démontrant que les familles négligent trop souvent les précautions recommandées pour l'ensevelissement, et surtout celles qui sont à prendre, immédiatement après ce que l'on croit être le dernier soupir, pour ne pas mettre obstacle au retour de la vie, les médecins inspecteurs ne perdront aucune occasion de rappeler ces recommandations aux familles, et d'insister sur leur exacte observation.

Art. 12. Les médecins inspecteurs rendront compte au comité, à chacune de ses séances, dans un rapport écrit et circonstancié, du résultat de leurs visites.

Ils devront généralement observer, recueillir et porter à la connaissance du comité, tous les faits relatifs aux décès, qui leur paraîtront pouvoir intéresser l'Administration, la justice, la science, la morale ou l'humanité.

Une instruction particulière développera cette partie importante et très vaste de la mission qui leur est confiée.

Tel est l'ensemble du travail administratif et des mesures dont le service de la vérification des décès a été l'objet pour la ville de Paris. Quand on réfléchit à l'immense population de la capitale, dans laquelle afflue chaque jour un nombre considérable d'étrangers qui augmentent ainsi momentanément le chiffre de ses habitans; quand on songe aux intérêts si divers, et souvent si opposés, qui s'agitent au sein de cette ville immense, ainsi qu'aux causes incessantes d'accidens de toute espèce qui y menacent la vie de chacun, on comprend qu'on ne peut apporter trop d'attention dans la constatation des décès, et l'on apprécie toute la nécessité d'un contrôle sévère qui donne à cet égard une garantie dernière à tous les citoyens.

Aussi ne peut-on qu'applaudir à ce témoignage de la sollicitude éclairée de l'administration municipale pour la sécurité de tous.

L'exposé des considérations qui précèdent suffit sans doute pour démontrer toute l'utilité du Comité d'inspection, dont le Conseil municipal a sanctionné la création. Toutefois, il ne sera pas sans opportunité de prouver par des faits, dont nous garantissons l'authenticité, combien la mesure prise était nécessaire, en même temps qu'ils attesteront les services importans que l'inspection de la vérification des décès a déjà rendus. Nous allons donc rappeler très sommairement ici quelques-uns des résultats obtenus.

L'infraction, à-la-fois la plus générale, et qui se renouvelait le plus fréquemment, était la précipitation apportée dans les inhumations. Ainsi, il n'était pas très rare qu'on procédât à l'inhumation, non pas quelques heures seulement avant l'expiration du délai des vingt-quatre heures, tel que la loi l'a prescrit, et tel que l'arrêté du 21 vendémiaire an IX l'a déterminé, mais douze ou dix heures après le décès, et huit, sept, cinq et même quatre heures seulement après la déclaration faite à la mairie. A la vérité, de pareilles infractions étaient favorisées par la facilité avec laquelle MM. les médecins vérificateurs donnaient des certificats d'*urgence*. Cette précipitation était relativement beaucoup plus fréquente pour les enfans nouveau-nés; il n'était pas rare de voir le corps enlevé et emporté au cimetière peu après la déclaration du décès, par les employés subalternes de l'administration des pompes funèbres qui ne consultaient que les convenances de leur service, et qui hâtaient ainsi l'inhumation de l'enfant, suivant qu'ils se trouvaient plus tôt dans tel ou tel quartier. Aujourd'hui ces abus et les conséquences qu'ils pouvaient entraîner n'existent plus; *on ne constate plus d'inhumation précipitée* dans Paris, à l'exception des cas où la nécessité en a été bien démontrée ; enfin, les prescriptions de la loi et de l'arrêté de vendémiaire an IX sont ponctuellement exécutées.

On procédait aussi assez fréquemment à certaines opérations qui doivent être assimilées à l'inhumation *précipitée*. Ainsi, le corps était *renfermé dans la bière quelques heures après la visite du médecin vérificateur,* bien que l'inhumation ne dût avoir lieu que le lendemain. Cette pratique dangereuse ne se renouvelle plus. Bien plus souvent encore, on procédait au *moulage de la face peu d'heures après le décès,* quoique l'état du cadavre ne nécessitât aucunement une semblable précipitation ; le moulage était autorisé, il est vrai, par M. le commissaire de police du quartier, d'après l'attestation d'*urgence* de M. le vérificateur. Par suite des observations qui ont été adressées à M. le préfet de police, ces autorisations, qui étaient données ainsi, malgré l'ordonnance si précise qu'il a rendue sur ce sujet (1), ne pourront plus être délivrées à l'avenir que par M. le préfet lui-même. MM. les medecins vérificateurs ont été invités de leur côté à céder moins facilement à un entraînement que l'on comprend d'ailleurs très bien, quand on est entouré par les sollicitations d'une famille en deuil : mais les garanties de la loi doivent avant tout être respectées.

Enfin, un autre résultat, qui peut n'être pas sans importance, a été la conséquence de l'inspection du service dont il s'agit. C'est d'empêcher l'*ensevelissement hâtif* des corps. L'habitude de cette pratique était générale, MM. les médecins vérificateurs ayant jusqu'alors négligé de la prévenir, en ne rappelant pas aux familles les dispositions

(1) *Ordonnance concernant le moulage, l'autopsie, l'embaumement et la momification des cadavres* du 6 septembre 1839 (*Annales d'hyg. et de méd. légale*, t. XXIII, pag. 225).

de l'art. 1er de l'arrêté de vendémiaire an IX, et celles de l'art. III de l'arrêté du 25 janvier 1841.

L'inspection de la vérification des décès a révélé aussi une coutume qui existait dans plusieurs mairies de Paris, et qui pouvait avoir, dans certains cas, beaucoup de gravité. La qualification de MORT-NÉ était donnée indistinctement à tous les enfans nouveau-nés dont on venait déclarer le décès, sans en avoir encore déclaré la naissance, bien qu'on vînt dire qu'ils avaient vécu *douze, quinze, dix-huit heures,* et même pendant *deux jours*, après la naissance. Dans un cas, où la mort avait été la conséquence d'une hémorrhagie résultant du relâchement de la ligature du cordon, quoique le père eut déclaré le fait, et la durée de la vie de l'enfant, qui avait été de six heures, on le désigna sur les registres de l'état civil comme *mort-né*. On voit toutes les conséquences qu'une pareille interprétation pourrait entraîner en matière d'héritage ou de succession, si la mère succombait elle-même peu après son accouchement. La question de *survie* se trouvait de la sorte résolue tout arbitrairement, toujours dans le même sens, et pouvait l'être contrairement à la vérité, tandis que la désignation précise, sur les registres de l'état civil, de la durée de la vie de l'enfant après sa naissance, en donne une solution exacte. Cette rectification dans l'inscription des déclarations de décès d'enfans nouveau-nés a lieu désormais, et l'on indique toujours avec exactitude *le nombre d'heures* que l'enfant a vécu, quelle que courte qu'ait été la durée de la vie après la naissance.

Si la sécurité de tous est directement intéressée, comme nous l'avons déjà dit, à ce que la vérification des décès soit faite avec l'exactitude nécessaire pour prévenir toute inhumation, quand la mort n'est qu'apparente, l'intérêt de la société tout entière réclame une investigation non moins attentive, afin que l'inhumation ne soit autorisée qu'autant que la mort n'est pas le résultat d'un crime. Ce dernier motif n'a pas une gravité moindre que le premier, et il doit être incessamment aussi présent à l'esprit du médecin investi de la confiance de l'autorité. Les exemples qui ont été cités dans le rapport de M. Orfila en démontrent toute la nécessité, et surtout dans Paris, où il existe un conflit de tant d'intérêts opposés au milieu d'une population si nombreuse. Cependant l'inspection exercée a eu, dans plusieurs circonstances, à signaler des faits de ce genre, méconnus ou non observés, lors de la vérification du décès, et qui devaient être nécessairement déférés par l'administration municipale à l'autorité judiciaire (1).

Dans le nombre, nous citerons des cas d'avortement provoqué, parmi lesquels, entre autres, nous relaterons l'exemple d'un enfant, âgé de six mois et demi environ, qui avait été déclaré *mort* à la mairie par la sage-femme, à onze heures du matin, et qui fut trouvé *vivant* à quatre heures et demi de l'après-midi, au milieu des linges dans lesquels on l'avait enveloppé, sans s'assurer seulement s'il donnait quelques signes de vie. Cet enfant avait été là, respirant, s'agitant, depuis *treize heures* (l'accouchement avait eu lieu à trois heures et demi du matin), et nulle hémorrhagie n'était survenue, quoique le cordon n'eût pas été

---

(1) La loi a d'ailleurs formellement prescrit qu'on devait agir ainsi, et par suite de l'interprétation très juste qu'on en a donnée, c'est évidemment à MM. les médecins vérificateurs que s'applique l'article 81 du Code civil, ainsi conçu :

« Lorsqu'il y aura des signes ou indices de mort violente, ou d'autres « circonstances qui donneront lieu de la soupçonner, on ne pourra faire « l'inhumation qu'après qu'un officier de police, assisté d'un docteur en « médecine ou en chirurgie, aura dressé procès-verbal de l'état du cadavre « et des circonstances y relatives, ainsi que des renseignemens qu'il aura « recueillis sur les prénoms, noms, etc., de la personne décédée. »

lié. Ainsi, indépendamment des présomptions de crime, il y avait eu sciemment *fausse* déclaration de la sage-femme à la mairie.

Tel a été encore un cas d'infanticide, qui se présentait pourtant avec des caractères matériels qui auraient dû suffire, si l'on eût seulement regardé le corps de l'enfant, pour faire suspendre l'inhumation au lieu de l'autoriser, comme cela avait été fait. On pourrait objecter peut-être à ce dernier exemple, que la mère de l'enfant a été plus tard acquittée par le tribunal. Mais cet acquittement ne prouve rien contre l'opportunité qu'il y avait à signaler le fait à l'attention de l'autorité; au contraire, il fait voir que l'instruction de cette affaire n'avait aucunement démontré l'innocence de l'inculpée, puisqu'elle fut renvoyée devant le tribunal. Autre exemple.

Un individu est renversé par un cabriolet; il ne peut se relever, et bientôt on reconnaît des symptômes qui dénotent une fracture du col du fémur et peut-être de l'un des os du bassin. L'état du blessé s'aggrave, et il succombe huit jours après l'évènement. Malgré la nécessité qu'il y avait évidemment ici de faire constater que la mort avait bien été la suite de l'accident, avant d'en rechercher l'auteur, l'inhumation avait été autorisée par le vérificateur. Des observations ayant été adressées ultérieurement à l'autorité municipale, on a dû surseoir à l'inhumation, et attendre la décision de l'autorité judiciaire.

Enfin, dans le rapport déjà cité, M. Orfila relate, avec un exemple d'assassinat qui avait été méconnu lors de la vérification du décès, celui d'une femme R... qui tua successivement deux de ses enfans, et devint coupable d'un *second* meurtre, encouragée qu'elle était par l'impunité du *premier* qu'une vérification nulle, ou inattentive, avait concouru à cacher à tous les yeux.

Un fait analogue s'est représenté depuis, et la vie de

pauvres enfans pouvait être aussi compromise plus tard, si un examen scrupuleux n'avait pas découvert qu'un crime était la cause du décès de l'un d'entre eux. La mort avait été rapide, aucun médecin n'avait été appelé à donner des soins à l'enfant, la face et le corps étaient couverts de contusions, et pourtant l'inhumation fut autorisée par le médecin vérificateur.

L'inspection, faite après lui, constata ces traces de violences; l'autopsie fut ordonnée par M. le procureur du roi; quatre-vingts ecchymoses, dont plusieurs avec décollement de la peau et collection de sang liquide, furent trouvés sur le corps, ainsi qu'un épanchement sanguin récent dans la cavité du crâne. La femme P.-G... fut traduite devant la Cour d'assises, le 10 juin 1840, et condamnée à quinze mois de prison. La publicité qu'a reçu de la sorte ce fait si grave, a démontré combien il importe que la vérification des décès soit faite avec une attention scrupuleuse; ce résultat ne suffirait-il pas à lui seul pour prouver toute l'utilité de la mesure administrative qui a été prise dans le but d'ajouter plus de garanties à l'exactitude de ce service.

En présence des faits que nous venons de rapporter, qui ont eu lieu, là où un service de vérification des décès est organisé, et qui n'ont été révélés que parce qu'une surveillance active est venue ajouter son contrôle à celui du service déjà établi, on comprendra combien de faits analogues peuvent se reproduire, et rester ainsi inaperçus, là où il n'existe aucune sorte de visite ou d'inspection du corps des individus décédés. Quand on réfléchit à toutes les conséquences si graves qui peuvent résulter de l'inexécution d'une mesure d'une telle importance, on est effrayé de l'immense responsabilité que l'administration supérieure laisse ainsi peser sur elle depuis plus de quarante ans, et l'on est en droit de réclamer hautement un contrôle qui intéresse si directement la vie de tous les citoyens. Nous n'étions donc que trop fondés à ajouter au titre de cet article sur la vérification des décès dans la ville de Paris : *Nécessité d'étendre cette mesure à toutes les villes et communes de France.*

FIN.

www.ingramcontent.com/pod-product-compliance
Lightning Source LLC
LaVergne TN
LVHW012014160826
845678LV00002B/830

* 9 7 8 2 3 2 9 6 6 5 7 1 9 *